AF299567

DOCTEUR ROBERT TEUTSCH

# Les Écueils

DU

## Traitement Hygiénique

ET DE

## l'Éducation Prophylactique Publique

## Dans la Tuberculose Pulmonaire



PARIS

IMPRIMERIE V<sup>vo</sup> ALBOUY

75, AVENUE D'ITALIE, 75

—

1902

# DOCTEUR ROBERT TEUTSCH

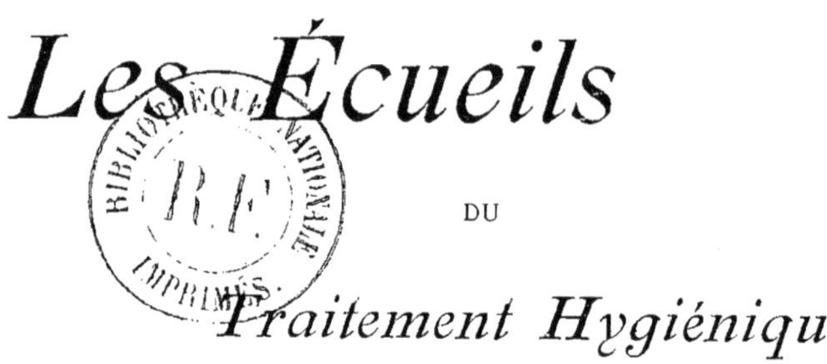

# Les Écueils

DU

## Traitement Hygiénique

ET DE

## l'Éducation Prophylactique Publique

## Dans la Tuberculose Pulmonaire

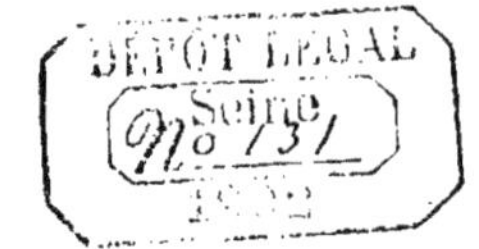


PARIS

IMPRIMERIE V^ve ALBOUY

75, AVENUE D'ITALIE, 75

1902

# Les Écueils du Traitement hygiénique

ET DE

# l'Éducation Prophylactique publique

## DANS LA TUBERCULOSE PULMONAIRE

### Par le Docteur Robert TEUTSCH

LICENCIÉ EN DROIT, MEMBRE DE LA SOCIÉTÉ MÉDICO-CHIRURGICALE DE PARIS
MENTION HONORABLE DE L'ACADÉMIE DE MÉDECINE (1900)
MÉDECIN CONSULTANT A CANNES

COMMUNICATION FAITE
*A LA SOCIÉTÉ MÉDICO-CHIRURGICALE DE PARIS*
*le 25 Novembre 1901.*



MESSIEURS ET TRÈS HONORÉS COLLÈGUES,

Depuis un an à peine, j'ai l'honneur de faire partie de votre excellente Société. Ma communication d'aujourd'hui, la première, devrait donc être très courte, et ne pas fatiguer votre bienveillante attention. Mais j'exerce notre art très loin de Paris, et je viens vous entretenir, en une fois, de mes observations sur cette terrible maladie actuellement et partout poursuivie : la Tuberculose Pulmonaire.

J'étudie cette affection tout spécialement depuis bientôt dix ans, c'est-à-dire longtemps avant d'avoir été reçu Docteur, et je suis obligé de me dire que la thérapeutique a fait très peu de chose, et peut très peu de chose aujourd'hui même, pour le traitement de cette redoutable maladie. De tous les médicaments spéciaux dont l'imagination en délire des chimistes encombre chaque jour notre cabinet de consultation, je n'ai retenu que les glycéro-phosphates, les poudres de viande, les bières pharmaceutiques, aujourd'hui les lécithines et de tradition les diverses huiles de foie de morue pour les estomacs qui les supportent, et pour tous les malades indistinctement, mais méthodiquement administré, l'arsenic sous toutes ses formes, dont on ne saurait dire trop de bien.

Heureusement que le traitement hygiénique, le traitement par l'aération continue, le repos, nous sont venus en aide. Mais là, il ne faut pas être trop optimistes devant les résultats indiscutables obtenus par ce traitement hygiénique ; nous devons scrupuleusement en observer et en déterminer les inconvénients et les dangers.

Je me suis de bonne heure enrôlé parmi les partisans, parmi les propagateurs de cette méthode nouvelle.

Je crois aujourd'hui que, dans son application, elle demande infiniment plus de prudence qu'on ne nous l'avait fait pressentir. Je note à ce propos l'engouement bien parisien avec lequel ce traitement hygiénique, autoritaire, uniforme, et d'esprit tout allemand, a été accepté chez nous sans méfiance et pour ainsi dire sans contrôle.

D'habitude, quand nos soins incessants et dévoués sont demeurés stériles, quand nous avons affaire à une maladie chronique devant laquelle nous demeurons

impuissants, nous envoyons nos malades consulter un
Prince de la science surmené et pressé qui les voit une fois
pendant dix ou vingt minutes, et rend un oracle devant
lequel il n'y a plus qu'à s'incliner.

Je connais de ces maîtres qui, il y a quatre ans encore,
envoyaient tous leurs tuberculeux, indistinctement, au
sanatorium et ne connaissaient ces établissements que
vaguement, par ouï-dire.

Parlons d'abord du Traitement Hygiénique inauguré par
les sanatoria allemands. Je parlerai ensuite de la destination climatérique qu'il convient de donner ou de ne pas
donner à chaque tuberculeux.

Le caporalisme prussien parti de la caserne, englobant
ensuite les différentes administrations germaniques, a eu
soudain cette idée, au moins singulière, de s'étendre à des
malades, à toute une catégorie de malades : pour tout le
monde, chaise longue sous des galeries ouvertes, par la
pluie et par le gel, par le brouillard et par la neige, aux
mêmes heures ; pour tout le monde fenêtre ouverte la nuit,
pour tout le monde gavage forcé, pour tout le monde
impitoyable discipline, quelle que soit l'éducation première,
quel que soit le tempérament, quel que soit l'estomac, quel
que soit le mode de réaction de la peau et d'accommodement
de l'état général du patient.

Quelques malades guérissaient, beaucoup mouraient
comme des mouches et selon la formule des gardes-
chiourmes inventeurs du traitement hygiénique infail-
lible.

Devant ces hécatombes, les patrons de ces établissements, qui étaient devenus des sortes de mauvais lieux de

la tuberculose ont habilement imaginé de fermer les por-
tes de leurs établissements à tout malade susceptible de
mourir chez eux.

Ils redoutent maintenant comme la peste le moindre
décès : il leur faut avant tout soigner leur statistique.

Je dirai que l'accoutumance au grand air de la nuit se
paie généralement d'une angine, bénigne chez les uns,
grave chez les autres, que la tête découverte pendant la
nuit, ce que j'ai toujours déclaré funeste à l'encontre des
médecins spéciaux, amène chez le malade, surtout celui
qui transpire la nuit. des coryzas successifs, puis une
rhinite chronique inguérissable, des pharyngites et des
rétropharyngites : j'en ai observé 23 cas ; j'ai observé aussi
des otites moyennes aiguës au nombre de quatre ; du
catarrhe chronique de la caisse et de la trompe 3 fois ; des
névralgies de la face 9 fois ; du rhumatisme articulaire aigu
5 fois ; du rhumatisme fibreux, chronique d'emblée, 2 fois.

J'ai 5 fois observé de la conjonctivite catarrhale, 2 fois
de la blépharite. Plusieurs malades, fidèles inébranlables
des recommandations médicales, m'ont dit n'avoir pu dormir pendant des nuits entières parce que leurs paupières
étaient glacées.

Il est déraisonnable d'exiger que plusieurs malades
fassent aux mêmes heures la cure de chaise longue, sous
une galerie ouverte, pendant la journée. Il est surtout
dangereux de leur faire prendre leur chaise longue aussitôt après les repas, au sortir d'une salle à manger chaude,
nécessairement chaude pour qu'on puisse manger à l'aise,
aussitôt après les repas dont tous sortent plus ou moins
congestionnés, et quelques-uns en sueur.

Il est déraisonnable de laisser les malades exposés dehors au coucher du soleil, au frisson causé par la baisse thermométrique rapide et sensible.

Il est mauvais également de les gaver comme des oies. J'admets cela encore pendant les trois ou quatre premiers mois de traitement quand il s'agit d'aller au plus pressé, quand il faut faire quelque chose à tout prix. Mais après cela, halte! Le malade s'habitue à manger avec excès, à manger fortement sans faim. Le médecin spécial, devant ce sujet boursouflé et blanc de graisse, s'extasie, se pâme, vante la cure à la famille.

Et le malade, rentré chez lui, que devient-il ? Le médecin spécial ne s'en préoccupe pas. Ce malade continue à s'exténuer sur des viandes saignantes, des biftecks, des rosbifs qu'on lui a ordonné de manger surtout, au lieu d'insister sur le poisson, les viandes blanches, les légumes qui se mangent et se digèrent facilement; il continue à se gaver puisque cela lui donne de la graisse, c'est à-dire l'apparence de la santé. Résultat : dilatation d'estomac, dilatation des intestins, atonie gastro-intestinale, dyspepsie, gastralgie, constipation chronique et rebelle ou bien diarrhée, typhlite, appendicite. J'ai une quarantaine d'observations de ce genre. Tous ces accidents que j'appellerai les suites du traitement hygiénique, le phtisiothérapeute les méconnaît, et veut les méconnaître systématiquement. Devant le malade devenu mélancolique à la suite d'un internement dans un établissement spécial, ou fatigué par ses promenades sur la Riviera, devant le malade qui vient se plaindre de sa conjonctivite, de sa rhino-pharyngite, de ses embarras gastro-intestinaux, le spécialiste hausse les épaules et dit : Vos poumons vont mieux, vous êtes presque guéri, vous avez une mine splendide ! — Mais, docteur, j'ai mal à la gorge, je ne digère plus rien, etc. Alors le médecin, d'un air suffisant et dédaigneux : Vous avez une mine splendide, vous allez très bien, votre cure a été merveilleuse, tout le reste c'est de la neurasthénie !

Vous êtes neurasthénique, Monsieur X... est neurasthénique, c'est de la neurasthénie. Que de fois j'ai entendu cela ! Ceci pour les hommes. Pour les femmes on préfère l'hystérie : Vous êtes une hystérique, Madame Y... est une hystérique !

Je profite de cette occasion pour dire combien je suis surpris de la débauche que l'on fait depuis quelques années et chez toute sorte de malades, de ce terme de neurasthénie. C'est là une appellation commode et qui n'engage à rien. Pour moi, la neurasthénie est inexistante et un pareil diagnostic ne sert qu'à masquer l'ignorance ou la paresse de celui qui le fait. Derrière ces états d'excitation ou de dépression que des maîtres de la médecine ont avec mépris attribué et attribuent encore tous les jours à des malaises imaginaires, l'on peut, sans être grand clerc, mais à condition de s'en donner un peu la peine, découvrir de grands chagrins, des fatigues et des soucis écrasants, des souffrances physiques et morales et des maladies qui sont tout simplement : la dyspepsie, la constipation, le diabète, le mal de Bright, l'artério-sclérose, la goutte, le cancer, la paralysie générale ou le tabès.

De force musculaire il n'en vient point au tuberculeux devenu gras. C'est regrettable. Mais le tuberculeux est voué, dirait-on, à n'avoir plus de muscles.

Quelques médecins ont imaginé, bien à tort, de fortifier leurs tuberculeux convalescents pauvres en leur faisant faire des travaux de jardinage, Le tuberculeux qui n'a pas trop de forces, hélas! les dépense ainsi, transpire, s'essouffle.

Quand un tuberculeux inconnu, quelque pressé qu'il soit d'instituer un traitement, se met entre mes mains, je l'observe minutieusement pendant trois semaines. Évidemment, je pare aux accidents urgents mais, comme traitement, je donne un traitement d'attente. Après ces trois semaines, quand j'ai suffisamment étudié, non seulement l'état pulmonaire, mais le tempérament, la peau, le tube digestif, le mode général de réaction de mon malade, alors seulement j'institue un traitement méthodique, et je suis imbu de cette idée que les grandes lignes de la cure hygiéniques sont bonnes. mais qu'il faut s'en servir avec doigté, et n'être intransigeant en rien.

Je passe maintenant à la destination climatérique du tuberculeux. Je note à ce propos la facilité, l'insouciance vraiment fâcheuses avec lesquelles de grands confrères expédient des tuberculeux insuffisamment vus, à huit cents, mille kilomètres, ou même davantage de leur domicile, en décrétant doctement: à vous. il faut l'altitude, à vous, il faut le littoral méditerranéen.

Selon moi, l'altitude ne saurait être prescrite qu'en été. aux seuls tuberculeux torpides et résistants. De même la Riviera, en hiver, ne convient qu'aux tuberculeux torpides et résistants. Je ne fais point ici de question de chapelle, je dis ce que je pense.

L'altitude avec son air vif et mouvementé, la Riviera

avec sa mer bleue, son ciel bleu, ce je ne sais quoi de morbide et de nostalgique qui vous y pénètre jusqu'à l'âme, son soleil meurtrier pendant trois ou quatre heures de la journée, la différence de température énorme et dangereuse en passant du soleil à l'ombre, son coucher de soleil glacial, ses matinées et ses soirées très fraîches, tout cela ne peut convenir qu'à un tuberculeux torpide et encore résistant, prudent et confiant dans les conseils de son médecin. Pour toutes les autres catégories de tuberculeux, Altitude et Riviera, c'est l'accélération de la maladie, c'est la mort à bref délai.

Il est une catégorie de tuberculeux, à laquelle on ne s'est pas jusqu'ici spécialement arrêté : celle des tuberculeux qui transpirent beaucoup. Le tuberculeux cachectique, celui qui ne peut plus se traîner, qui ne dort plus, qui ne mange plus, dont la mort n'est qu'une question de jours, transpire abondamment du moindre effort. Mais il est un autre tuberculeux, dont le pronostic est excellent, et qui, lui aussi, est épuisé par des transpirations incessantes. Quelquefois c'est un arthritique, quelquefois c'est un nerveux, quelquefois, sans avoir lui-même aucune de ces diathèses, il a des ascendants arthritiques ou nerveux ; mais il arrive qu'il est impossible, même en remontant très loin dans la race du malade, de trouver quoi que ce soit qui explique ces transpirations énormes et l'abattement qui s'en suit, phénomènes très curieux à observer chez un malade qui augmente en poids, qui mange, digère, dort, a le teint frais, l'œil clair, et guérit. Ce malade, pendant la journée, redoute la moindre marche, le moindre effort, qui aussitôt le mettent en nage. Il sait que, pendant cette transpiration, une halte en plein air, si petite fût-elle, assise ou debout, lui serait funeste. Il craint de s'asseoir dans un jardin, il redoute les voitures découvertes, et pour cause. Si, quand il est en transpiration, il ne trouve pas de véhicule fermé, il marche, il fait des kilomètres ; la marche qui le fatigue vaut mieux qu'un refroidissement. Si sa transpiration devient très abondante, il ressent du malaise, et ce malaise ne cesse qu'après que le malade a changé de linge. Alors, avec du linge sec sur le dos, c'est pour lui un repos délicieux, une grande sensation de bien-être; il dort calme, il passe une bonne nuit. il a la sensation d'avoir éliminé pendant sa transpiration des masses de toxines, de déchets de son organisme malade et c'est bien certainement l'image exacte de la vérité. Et, pourtant, la vie de ce tuberculeux qui guérit est un perpétuel cauchemar : il ne peut plus aller nulle part bien qu'il se sente assez robuste; il ne peut plus vivre de la vie de tout le monde. La moindre imprudence, il l'expie durement; angines, pleurésies, broncho-pneumonies, névralgies intercostales, tout cela le guette et l'atteint pour une imprudence de quelques minutes. Ce qu'il faut surveiller chez ce tuberculeux, c'est surtout la peau. A ce malade, il faudra éviter les changements brusques de température; nous lui interdirons absolument la Riviera, nous lui conseillerons d'user modérément de l'Altitude. Nous le soignerons à la campagne, dans la plaine, et, en été. nous l'enverrons respirer l'air marin de la Manche ou de la Bretagne.

Il est une croyance qui est fausse et que je vais exposer ici : c'est que la cure hygiénique par le repos au grand air endurcit le malade, le rend résistant au froid et à toutes les intempéries, lui donne des forces pour plus tard. C'est, hélas, une erreur! On s'endurcit à la cure, on reste endurci pendant tout le temps que dure cette cure, une fois que l'accoutumance est faite. Mais on se *désendurcit* aussi vite. Le malade qui a pris l'habitude de dormir prudemment avec la fenêtre ouverte, peut continuer cette habitude et faire l'étonnement de ses proches, de ses amis, sur cette hygiène nocturne. Mais ces mêmes proches, ces mêmes amis, seront bien autrement stupéfaits de voir ce malade, héroïque selon eux, puisqu'il dort avec la fenêtre ouverte, ne pouvoir s'asseoir dans un jardin, souvent ne pouvoir tolérer pendant la journée une fenêtre entr'ouverte dans la pièce où l'on se tient en commun. Et, en effet, ce pauvre malade se refroidit vite : c'est par les extrémités que ce refroidissement a lieu, par les bras et par les jambes et aussi par les épaules insuffisamment couvertes. Bien plus, je connais des malades qui, après avoir été exposés nuit et jour pendant deux ans à la cure froide d'un établissement spécial, ne supportent plus ce froid que la nuit, bien couverts, bien cachés dans leur lit, et sont devenus incapables, tout en se portant convenablement, de travailler pendant la journée, de s'occuper à un ouvrage quelconque dans leur chambre, si cette chambre n'est pas bien close en été et bien chauffée en hiver : ces malades se sont *désendurcis*.

Il faut un changement d'air, c'est certain, à toute tuberculose qui se soigne. Mais je vous engagerai d'une façon générale, si vous voulez guérir vos malades, si surtout, et cela est aussi important, vous voulez maintenir les guérisons, à soigner ces malades dans des pays dont le climat, dont la température se rapprochent autant que possible du pays où ils sont tombés malades et où ils sont appelés à vivre, redevenus bien portants. Et ceci conviendra à merveille aux nombreux tuberculeux trop pauvres pour faire un déplacement long et souvent inutile.

Paris est inhabitable pendant quatre mois de l'année : juin, juillet, août, septembre. Mais en hiver on est mal partout, et l'on est moins mal à Paris qu'ailleurs. Dans la plaine Monceau, à Auteuil, à Passy, vous pourrez soigner et guérir beaucoup de tuberculeux. Pourquoi, de même qu'il y a des maisons d'accouchement, des établissements d'hydrothérapie, des maisons de santé de toute sorte, des médecins de ces quartiers excentriques ne feraient-ils pas Sanatorium chez eux, ne prendraient-ils pas en pension 8, 12 ou 15 tuberculeux ; il les guériraient, je vous assure. Au printemps, en été, on irait chez des médecins offrant pension un peu plus loin, à Fontenay, Saint-Cloud, Chaville, Juvisy, etc.

Les tuberculeux, qui trop pauvres ou trop malades, ne pourraient en été s'offrir un séjour d'altitude, mais voudraient s'éloigner de Paris, devraient pouvoir trouver du côté de Tours et d'Angers, des installations médicales nombreuses, agréables et reposantes. L'altitude n'est du reste pas indispensable. Je préfère la saine et verte plaine, la vraie campagne.

En plus de ces petits sanatoria, il serait à souhaiter, comme je l'ai exposé déjà dans ma thèse inaugurale de 1898, qu'il se fondât aux environs de Paris, un Sanatorium-École, un sanatorium modèle où, de Paris et de tous les points de la France, les malades pussent venir passer deux ou trois mois, s'initier aux moindres détails du traitement pratique et hygiénique de la tuberculose, pour pouvoir bien se soigner en rentrant chez eux et faciliter la tâche de leur médecin habituel,

Et dans ce Sanatorium-Ecole on supprimerait le côté théâtral, la mise en scène, on aurait pour devise d'être d'abord et surtout utile au malade, on y nommerait comme médecins non pas de bons élèves primés aux concours, mais des docteurs qui consentiraient à descendre des hauteurs sereines de la science pour approfondir, pour enseigner les choses les plus infimes, les plus nécessaires aussi à l'instruction du pauvre malade, car le traitement de la tuberculose est surtout fait de petits soins, de petits détails; on ne nommerait que des médecins tuberculeux, ou qui aient eu la tuberculose, qui aient vécu cette terrible maladie, on les prendrait patients, bons, humains, et on en nommerait plusieurs, et non pas un, afin que le malade pût choisir celui qu'il croira devoir mieux le comprendre, celui dont il croira pouvoir recevoir un peu d'affection, un peu d'intérêt autres que de la politesse banale, froide et hautaine.

Ce sanatorium-école, comme. tous les sanatoria particuliers, serait sous la haute surveillance d'un comité hygiénique administratif, et toutes les désinfections s'y feraient en présence d'un inspecteur délégué, non seulement après un décès, mais après le simple départ d'un malade et avant l'installation d'un nouveau locataire.

Pour ce qui est des malades robustes encore, ceux qui sont capables d'un séjour d'altitude, ils obtiendront une résurrection bien plus rapide et sans danger, à mon avis, au bord de la mer en été.

A Berck, au Tréport, à Cabourg, on respire un air merveilleux. Je connais des tuberculeux peu atteints qui ont retrouvé l'appétit et le sommeil dans ces stations.

Les malades plus avancés, mais encore valides, se trouveront bien de deux ou trois mois d'été à Douarnenez, à Roscoff, au Pouliguen, à l'île Bréa, à Belle-Isle en Mer.

Je crains, Messieurs, d'avoir heurté déjà beaucoup de préjugés en vous parlant comme je le fais. Malgré cela, je ne veux pas vous quitter jusqu'au printemps prochain sans soulever devant vous un point grave et qui, selon moi, menace de devenir le point noir de la lutte contre la tuberculose; je veux parler des persécutions que la société, jadis indifférente, affolée aujourd'hui par le cri d'alarme de notre propagande, commence à exercer et exercera de plus en plus, non pas seulement contre la tuberculose, mais contre l'individualité du malheureux tuberculeux. J'envisage d'abord la question du crachoir. Il est bon, il est indispensable même, d'encourager, d'exiger, si on le peut, la pose de crachoirs collectifs dans les musées, bureaux de poste, ministères, grands magasins, bureaux de toute espèce, gares de chemins de fer, dans les rues même. Cela est bon non seulement en vue des crachats à bacille de Koch reconnus, mais pour les crachats de tout autre catarrheux, qui peuvent, à son insu, contenir des bacilles de Koch ou tout espèce d'autres microbes pathogènes. Et quand même tous les crachats répandus seraient aseptiques, cette expectoration est suffisamment dégoûtante pour qu'au xx<sup>e</sup> siècle, après de multiples progrès réalisés en toutes choses, on commence à être propre.

Ce qui est aussi important que la pose de crachoirs et l'invite à se servir de ces récipients collectifs, c'est d'interdire dans tous ces établissements le balayage à sec, ce qui, jusqu'à présent, est resté presque lettre morte.

Quant au crachoir de poche, si vous voulez l'imposer aux tuberculeux, il faudra l'imposer aussi à tous les autres cracheurs. Cet instrument, par trop professionnel, est absolument condamné par la courte expérimentation qui en a été faite. Le malheureux tuberculeux est assez désigné par son lamentable aspect et par sa toux à l'égoïste dégoût des autres hommes pour qu'il doive cacher, autant que possible, et pour que nous devions l'encourager à masquer aux yeux de ses contemporains, la tare qui lui rend la vie déjà suffisamment pénible. Nous recommanderons et nous obtiendrons l'usage du crachoir, mais seulement au domicile particulier du malade, crachoir de table de nuit et crachoir de poche. C'est tout ce que nous pouvons faire et nous ne devons pas faire davantage de ce côté. Tous les cracheurs, quels qu'ils soient, accepteront de cracher chez eux, dans un récipient spécial. Aux récalcitrants, tuberculeux ou non, nous persuaderons facilement qu'il est malsain de respirer leurs crachats expectorés, puis desséchés, et repris par l'air à l'état de poussières.

Quant aux crachoirs collectifs, aux coins des rues, nous pourrons les obtenir aussi, mais cela demandera plus de temps. En attendant, il faudrait exiger que l'arrosage des rues se fît toujours et partout avant le balayage, ce qui a bien lieu pour les grandes voies, mais nullement pour les rues transversales, ni à Paris, ni ailleurs; de même pour les trottoirs. On pourrait, à ce propos, demander que cet arrosage ne se fît pas en dépit du bon sens, formant à certains jours et dans certaines rues de véritables lacs qu'il est impossible de traverser à pied sec.

L'un de nos confrères, M. le docteur Letulle, a demandé qu'il y eût dans chaque train de chemin de fer des compartiments spéciaux pour malades contagieux, pour tuberleux. Là, il me semble qu'il faut changer cette étiquette brutale de « contagieux et de tuberculeux ».

Les compartiments de contagieux, où devraient, d'après cet auteur, voyager les tuberculeux, ne leur sauraient convenir en aucune façon. On ne peut assimiler ces malades ambulants qui vivent au milieu de nous d'une façon continue et normale à des varioleux, à des scarlatineux, à des diphtériques.

Mais il y a dans le principe de cette idée quelque chose de bon. Que de fois n'ai je pas souhaité voir dans les trains qui se dirigent vers la Riviera, vers Arcachon, vers les sanatoria, des compartiments spéciaux et complètement clos sur le simple désir exprimé par un seul des voyageurs, où les malades seraient à l'abri des courants d'air pratiqués souvent par des voyageurs inhumains et inconscients, ou même du refroidissement causé par une seule portière ouverte ! Et, sur la portière du wagon, il ne serait pas nécessaire d'écrire le mot de contagieux ou de tuberculeux, mais simplement ceci: « Compartiment pour personnes délicates ».

Les Compagnies auraient toute latitude de désinfecter ces wagons à leur point de départ ou d'arrivée.

La question de la déclaration de la tuberculose par le

médecin, à la mairie, et la question de la désinfection à domicile me semblent assez praticables dans une grande ville comme Paris, mais presque impossibles en province où tout le monde se connaît et où la tuberculose est considérée, et sera longtemps encore considérée, comme une tare. Il faudrait que l'on trouvât un moyen de faire ces désinfections avec une discrétion parfaite et non pas avec la mise en branle pompeuse de l'appareil administratif.

Quant à la tuberculose diagnostiquée et soignée par le médecin dans une famille, faut-il l'annoncer au malade et à son entourage? Il y a quelques années, je pensais que oui. L'expérience m'a démontré qu'on pouvait quelquefois dire au malade le nom de sa maladie mais qu'il fallait le cacher presque toujours à sa famille. A notre époque, où la disparition des sentiments religieux et le culte de plus en plus immense que nous avons non seulement de notre Moi, mais de notre enveloppe matérielle, a développé chez nous, insolent et impudique, le Règne des seuls instincts, il arrive que le triste tuberculeux, ce malade qui traîne longtemps sa maladie et que la société instruite et avertie évite avec dégoût et tend de plus en plus à écarter comme un pestiféré, ce triste tuberculeux rencontre ces mêmes dégoûts dans sa propre famille. Il faut avoir vu la mère donner à sa fille les soins strictement indispensables avec une répulsion qu'elle ne parvient pas à cacher ou qu'elle ne se donne même plus la peine de cacher, il faut avoir vu la grand'mère, qui pourtant a facilement la larme à l'œil et répète du matin au soir qu'elle donnerait sa vie pour prolonger, ne fût-ce que de quelques mois, la vie de son petit-fils, n'entrer qu'en tremblant dans la chambre de l'enfant, prendre avant et après, non pas les soins ordinaires de propreté, mais des soins maniaques, et venir à chaque instant relancer le médecin, lui demander en tremblant comme sous le coup d'une idée fixe, si vraiment, avec une propreté minutieuse, il n'y avait pas de danger de contagion ; il faut avoir vu ce vide qui, dans la famille moderne, se fait rapidement autour du tuberculeux, pour être amené à méditer et à conclure : non, je ne prononcerai plus le mot de tuberculose.

Il existe assez de tuberculeux seuls dans la vie qui, après le labeur quotidien, après la halte au restaurant et au café, surchauffés en hiver, froids en été, (ces établissements, en fait de ventilation, ne connaissent guère que les courants d'air) il existe assez de malheureux qui, avec leur fièvre, leurs sueurs et leurs frissons, ne peuvent plus le soir aller nulle part afin de distraire leurs angoisses et leurs souffrances, et n'ont plus qu'à rentrer dans leur morne chambre en tête à tête avec leur désespoir, pour que nous, médecins, nous ayons à cœur de ménager un peu de paix, un peu de confiance et d'affection qui bercent à ceux d'entre nos malades qui ont une famille et qui y vivent. Disons au tuberculeux docile que la propreté la plus élémentaire lui commande, dans son appartement, de toujours expectorer dans un crachoir, qu'il vaut mieux, quand on crache, ne pas embrasser les personnes de son entourage, surtout les enfants. Ces recommandations seront suffisantes. Au malade inintelligent et au malade récalcitrant, nous dirons qu'il est menacé de devenir tuberculeux, et qu'en prévision de cet aboutissant possible de sa maladie, il lui faut, s'il aime sa famille, cracher dans des récipients spéciaux et être propre. Mais devant la famille nous ne parlerons que d'une bronchite chronique ; nous étudierons pendant trois ou quatre semaines la physionomie et la mentalité des membres de cette famille et c'est rarement alors, bien rarement, hélas, quand nous serons sûrs d'avoir affaire à des gens intelligents, bons et normaux, chez qui existe le sentiment du devoir, de la charité, et cet instinct bien atrophié dans les classes aisées, mais si superbement puissant chez les humbles, et chez nos frères inférieurs les animaux, l'instinct qui veille, qui protège, qui défend jalousement les petits et les malades, c'est alors seulement que nous dirons : Soyez courageux ! votre enfant est tuberculeux. Mais Dieu et la science vous aideront à le sauver.

Et si nous ne procédons ainsi, Messieurs, si avec des intentions bonnes, mais qui dépassent le but, nous affolons par la monomanie du microbe, la bêtise et la lâcheté humaines, nous deviendrons de mauvais bergers ; nous serons maudits par les malheureux poitrinaires que nous contribuons à faire repousser de partout et même de chez eux. Et, pourtant, ce n'est pas cela que nous voulons, ce n'est pas cela que nous devons vouloir. Voilons donc notre diagnostic, pensons aux tortures physiques et morales, aux silencieux et durs sanglots de nos malades, à leurs âmes douloureuses, sensitives, comprenant à l'excès la gravité de leur mal, souffrant des dégoûts et des froideurs de leurs semblables, ces âmes qui, comme des petites flammes de veilleuses, surplombent intactes et conscientes, les toux, les râles et les agonies. Et disons-nous bien que, tout le long de cet obscur calvaire, un sourire aimant, le serrement d'une main amie, c'est pour eux un peu de joie, un peu de paradis. Ne les privons pas de ce sourire, ne les privons pas de cette main, et souvenons-nous toujours, qu'à côté de la Science, il y a place pour la Pitié.

D<sup>r</sup> Robert TEUTSCH.

www.ingramcontent.com/pod-product-compliance
Ingram Content Group UK Ltd.
Pitfield, Milton Keynes, MK11 3LW, UK
UKHW020144080726
13614UKWH00005B/2388